I0000931

CAUTERETS

ALTÉRATIONS PULMONAIRES

DE NATURE HERPÉTIQUE ET ARTHRITIQUE

AVEC

CONSIDÉRATIONS GÉNÉRALES

SUR LA PATHOLOGIE

DES DIATHÈSES ET DES CONSTITUTIONS

TRAITEMENT PRÉVENTIF

PAR LES EAUX MINÉRALES EN GÉNÉRAL

et celles de **Cauterets** en particulier

Par M. le docteur Ed DE LARBÈS,

Médecin consultant aux Eaux de Cauterets; Ancien médecin de l'armée;
Membre correspondant de la Société d'Emulation de Paris; de
la Société de Médecine, de Chirurgie et de Pharmacie de
Toulouse; de l'Académie d'Hippone; de la Société de Médecine et de Pharmacie de Li-
moges; de la Société d'Hydrologie
médicale de Paris, etc.,
etc., etc.

TOULOUSE

IMPRIMERIE DOULADOURE

Rue Saint-Rome, 39

1879

IIe 163
504. (12)

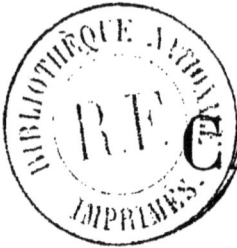

DÉPOT LÉGAL
H^{te} Garonne
N° 35
1879

BIBLIOTHÈQUE NATIONALE
R.F.
IMPRIMÉS

CAUTERETS

ALTÉRATIONS PULMONAIRES

DE NATURE HERPÉTIQUE ET ARTHRITIQUE

AVEC

CONSIDÉRATIONS GÉNÉRALES

SUR LA PATHOLOGIE

DES DIATHÈSES ET DES CONSTITUTIONS

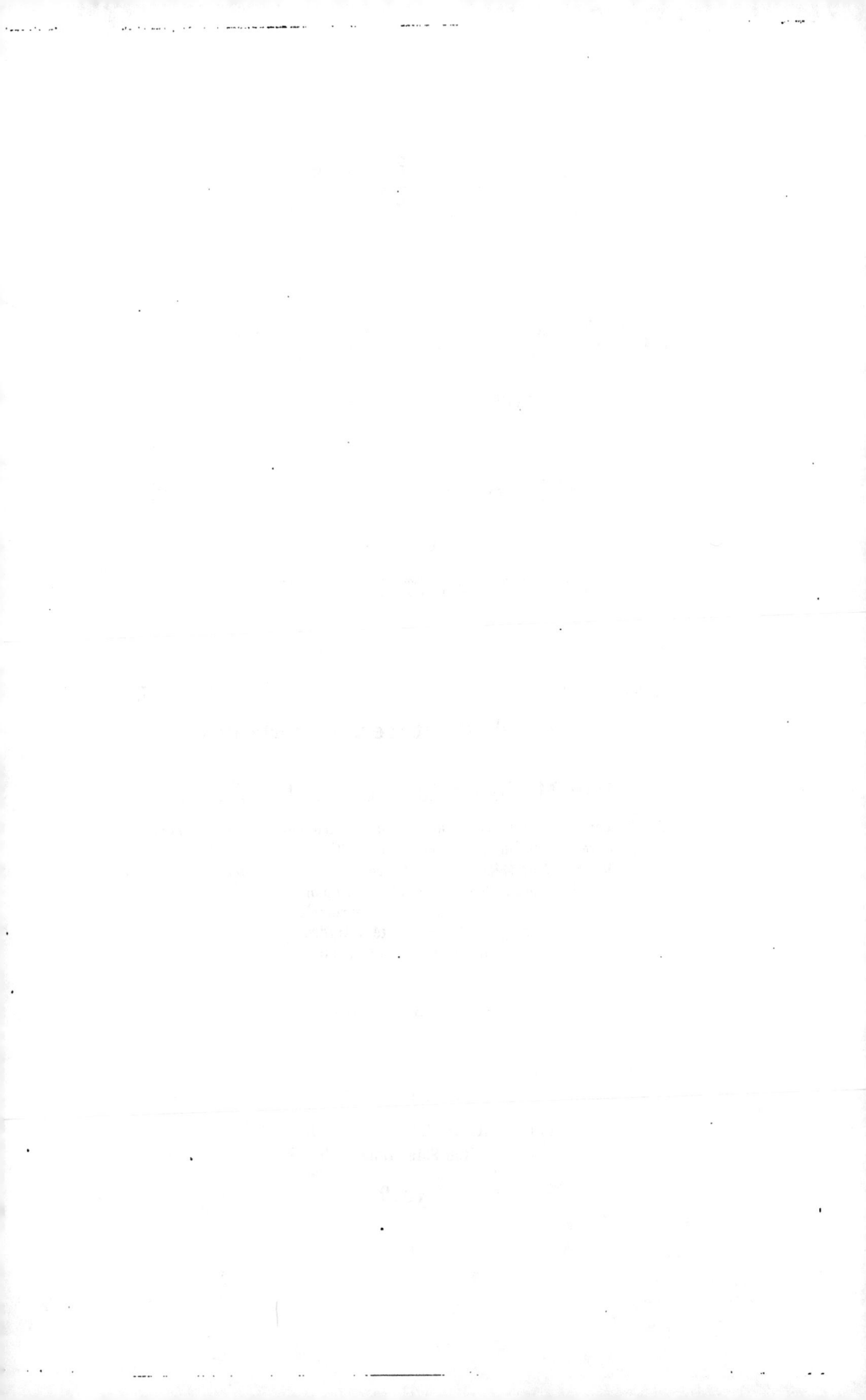

CAUTERETS

ALTÉRATIONS PULMONAIRES

DE NATURE HERPÉTIQUE ET ARTHRITIQUE

AVEC

CONSIDÉRATIONS GÉNÉRALES

SUR LA PATHOLOGIE

DES DIATHÈSES ET DES CONSTITUTIONS

TRAITEMENT PRÉVENTIF

PAR LES EAUX MINÉRALES EN GÉNÉRAL

et celles de **Cauterets** en particulier

Par M. le docteur E^d DE LARBÈS,

Par M. le docteur E^d DE LARBÈS,

Médecin consultant aux Eaux de Cauterets; Ancien médecin de l'armée;
Membre correspondant de la Société d'Émulation de Paris; de
la Société de Médecine, de Chirurgie et de Pharmacie de
Toulouse; de l'Académie d'Hippone; de la Société de Médecine et de Pharmacie de Li-
moges; de la Société d'Hydrologie
médicale de Paris, etc.,
etc., etc.

TOULOUSE

IMPRIMERIE DOULADOURE
Rue Saint-Rome, 39

1879

ALTÉRATIONS PULMONAIRES

DE NATURE HERPÉTIQUE ET ARTHRITIQUE

UTILITÉ DU TRAITEMENT PRÉVENTIF PAR LES EAUX
MINÉRALES EN GÉNÉRAL, ET PAR CELLES DE CAU-
TERETS EN PARTICULIER.

———————

Parmi les nombreuses observations que j'ai re-
cueillies à Cauterets depuis huit années , sur les
affections des poumons, j'en relève deux entre
beaucoup d'autres analogues qui me paraissent
d'un haut intérêt, et qui prouvent combien il
est important de ne pas livrer aux seules forces
de la nature des organisations en puissance d'un
principe diathésique apparent ou caché.

J'ajouterai quelques considérations qui auront pour but de porter l'attention des familles et des médecins sur leur signification et sur l'opportunité d'un traitement préventif par les Eaux minérales en général, par celles de Cauterets en particulier.

I

Première observation.

M. X..., âgé de dix-sept ans, brun, mais pâle, amaigri et d'une taille élancée, vint me consulter pendant la saison de 1873. Il se plaignait d'une toux pénible, rare le jour, mais fréquente et convulsive le matin, accompagnée d'une expectoration blanchâtre, parfois sanguinolente.

Il me raconta que, pendant l'hiver précédent, il avait vomi du sang très-rouge, à la suite d'une promenade un peu précipitée (le médecin du Lycée l'avait renvoyé dans sa famille comme *perdu*, au dire des parents), et qu'à partir de cette époque, il avait continué à tousser, ce qui n'avait pas lieu auparavant, n'étant jamais enrhumé, et ayant toujours été bien portant jusqu'alors.

Les soins qu'il avait reçus à ce propos avaient amélioré son état, mais il se présentait encore à nous manifestement débilité.

L'appétit, quoique faible, semblait vouloir repaître; le sommeil était paisible et le malade n'avait ni fièvre ni sueurs.

A l'auscultation, nous constatâmes une obscurité du murmure vésiculaire à la région sus et sous-épineuse de l'omoplate gauche, avec des râles muqueux rares et une rudesse du bruit respiratoire.

Le sommet droit, sans présenter la même obscurité, offrait le bruit respiratoire légèrement affaibli, tandis que, dans les régions sous-clavières, il y avait une exagération très-marquée. Aux deux sommets postérieurement, on trouvait, à la percussion, une matité plus prononcée à gauche qu'à droite; mais, antérieurement, la sonorité était par contre un peu retentissante.

Le malade n'avait jamais eu la moindre affection cutanée; les gencives étaient seulement livides et saignantes; mais des renseignements héréditaires bien précis vinrent nous mettre sur la voie d'une diathèse herpétique bien caractérisée : eczéma, impétigo, etc...

Soumis avec grande prudence au traitement sulfureux combiné de la Raillère, de Mauhourat et de César, avec des bains de jambes à eau courante, M. X... éprouva une amélioration rapide. Le murmure vésiculaire du sommet gauche devint plus perceptible, les râles muqueux disparurent, la toux et l'expectoration diminuèrent; enfin, la sonorité revint sensiblement normale. Et, vers les derniers temps de son séjour, ce jeune homme avait recouvré un appétit des plus décidés.

C'est dans ces excellentes conditions qu'il rentra dans sa famille, après vingt-quatre jours de traitement; il va sans dire que nous ne lui ménageâmes pas les conseils que nécessitaient son état de santé et sa jeunesse.

La saison suivante, ainsi que nous l'avions décidé avec sa famille et le docteur Pons, notre ami et distingué con-frère, M. X... revint consolider le résultat obtenu l'année précédente. A son arrivée, il m'étonna par son développe-ment physique, la belle proportion de ses formes et la fraîcheur de son teint. Voici, du reste, les notes succinctes que je retrouve à son sujet : hiver relativement excellent, toux rare, mais légères quintes encore le matin, avec ex-pectoration modérée de mucosités blanchâtres, sans traces de sang. Les poumons étaient partout perméables à l'air ; le sommet gauche présentait un affaiblissement léger du murmure vésiculaire, mais sans râles; la voix était moins retentissante sous la clavicule gauche, et l'expansion tho-raciequ dans le mouvement inspiratoire paraissait très-étendue. Les voies digestives étaient en bon état; cepen-dant, l'appétit s'était ralenti depuis les premières chaleurs de la saison.

Nous fîmes suivre à peu près le même traitement thermal que l'année précédente, et M. X... quitta Cauterets après vingt-un jours de l'usage des eaux, dans un état de santé en apparence parfait.

Environ quatre ans après, en janvier 1877, notre con-frère le docteur Pons, qui avait eu naguère l'occasion de voir et d'examiner M. X.., me confirmait encore la persis-tance de ses bonnes conditions, malgré les rudes fatigues de la carrière militaire qu'il avait embrassée depuis dix-huit mois, disait-il, contre le gré de ses parents et ses

2

plus instantes observations. Le médecin de recrutement et celui du corps où il était entré avaient dû constater sa parfaite validité. Voici, du reste, les renseignements textuels de mon digne et éminent confrère à qui j'avais demandé des renseignements : « Auscultation, un peu de » matité du sommet gauche (point primitivement affecté). » Mais cette matité passerait certainement inaperçue auprès » d'un médecin moins prévenu. La respiration est aussi un » peu plus rude de ce côté que du côté sain; pas de bruits » de râles, ni secs, ni humides; pas de respiration, ni » saccadée, ni prolongée; aucun des signes, en un mot, de » la tuberculisation. Cette légère rudesse seulement, et c'est » tout. » Mais il ajoute : « Qu'arrivera-t-il, plus tard, » avec les conditions hygiéniques comme celles qu'il a » voulues? Une récidive est possible; mais avec un autre » genre de vie, il aurait évité à tout jamais des retours » offensifs. »

Un mois à peine s'était écoulé que les prévisions de mon excellent confrère se réalisaient. Une dépêche mandait la mère du jeune homme et le docteur Pons auprès du malade atteint de bronchite et d'hémoptysie. Les symtômes primitifs avaient, en effet, reparu avec une intensité alarmante. M. X... fut ramené dans ses foyers où il reçut tous les soins désirables, mais malheureusement en vain, car il succombait, un mois et demi après, à une fonte tuberculeuse des poumons.

Deuxième observation.

M. Z..., âgé de 20 ans, blond, de taille moyenne, ayant le teint pâle et les pommettes rouges, paraissant doué d'un tempérament délicat et nerveux, vient nous consulter en août 1875.

Atteint d'une grippe depuis 15 jours, il respire péniblement. Sa toux a aujourd'hui diminué de fréquence, et il expectore le matin quelques mucosités ; mais jamais il n'a aperçu de sang dans les mucosités expectorées. Les voies digestives sont en bon état ; il dort paisiblement la nuit, sans éprouver ni fièvre, ni transpiration.

Poursuivant notre interrogatoire, M. Z... nous apprend qu'il a une éruption au mollet depuis plusieurs années. La peau y est rugueuse, un peu farineuse, le fond est rougeâtre, parsemé d'une multitude de petits boutons secs, parfois humides. Cette plaque est irrégulièrement arrondie, assez bien délimitée, et de 12 centimètres de diamètre. — En outre, il nous raconte que, dans son enfance, vers l'âge de dix ans, il en a eu une autre au jarret qui lui paralysait les mouvements, puisqu'il dut marcher pendant 6 mois avec des crosses. Enfin, plus tard, il a eu encore au visage des croûtes blanchâtres qu'un traitement approprié fit disparaître.

L'auscultation de la poitrine nous fait constater sous la clavicule droite des craquements secs, mêlés de râles humides, un souffle tubaire léger, et quelques râles sibilants disséminés. Le sommet postérieur du même côté offrait quelques rhoncus éloignés, et le murmure vésiculaire notablement affaibli. A la percussion, il existait dans ces divers points une submatité bien manifeste.

Les renseignements héréditaires n'étaient point de nature à nous rassurer. La mère du jeune homme était éminemment arthritique ; et les sœurs étaient affectées de douleurs aux articulations des mains.

Au huitième jour du traitement thermal, secondé par un sirop dépuratif iodé, les symptômes pulmonaires avaient subi une amélioration notable. Les craquements secs et râles muqueux avaient beaucoup diminué d'intensité ; la sonorité des points affectés revenait plus normale ; la toux et l'expectoration étaient plus rares ; enfin, on voyait les forces se relever sensiblement.

Cinq jours après, je recevais la visite inattendue de mon ami et très-distingué confrère le docteur Boutet, médecin de la Manufacture des Tabacs et de la Poudrerie de Toulouse, lequel avait antérieurement traité le malade. Je lui racontai l'état qu'il avait présenté en arrivant, et nous allâmes le voir ensemble. Mais quel fut notre étonnement lorsque, après l'examen le plus minutieux, nous ne pûmes constater qu'une absence complète des symptòmes que je lui avais signalés, et dont l'existence antérieure cependant n'était nullement douteuse, d'autant que deux confrères avaient formellement invité la famille du jeune homme à le faire partir en toute hâte pour les eaux de Cauterets.

Le bruit respiratoire était normal, la résonnance thoracique naturelle, la respiration s'opérait sans difficulté aucune. Une résolution complète avait eu lieu. En eût-il été ainsi, si les symptòmes graves constatés par plusieurs médecins à la fois avaient appartenu à une tuberculose confirmée? Nous ne le pensons pas. Et cependant quelle grande analogie dans les symptòmes!.., L'état général continua à s'améliorer les jours suivants, et M. Z..... quitta Cauterets après vingt-deux jours de traitement, dans les meilleures conditions possibles.

L'année suivante, 1876, M. Z... revint à nos Thermes. Il avait passé un bon hiver, il avait à peine toussé et expectoré, son corps était manifestement reconstitué et fortifié. Toutefois, il accusait un léger enrouement de temps en temps.

A l'auscultation et à la percussion, il me fut impossible de trouver quoi que ce soit d'anormal.

L'eczéma avait pàli considérablement, et ne présentait plus la moindre trace d'acuité.

Soumis aux eaux de la Raillère, Mauhourat et de César en boissons, aux inhalations suivies de bains de jambes, et aux douches aux Espagnols et à Pauze-Vieux, M. Z... acquit une santé plus robuste encore, à laquelle, il faut dire avaient dû puissamment contribuer un appétit très-décidé et des excursions fréquentes dans les montagnes. Il y a quatre mois encore, le bon état de M. Z... persistait.

Si nous recherchons maintenant la cause prochaine des accidents pulmonaires dans ces deux cas intéressants d'histologie pathologique, la tâche nous est facile.

Dans le premier fait d'observation, il n'est point douteux pour nous que la constitution herpétique soit la sause réelle de l'altération des poumons. Objectera-t-on que jamais le sujet n'avait présenté la moindre manifestation cutanée ? Mais, outre que bien souvent la diathèse reste latente pendant fort longtemps chez des individus foncièrement viciés, nous savons que, dans bien des circonstances, les principes nécrobiotiques ne se révèlent pas toujours à la peau ; et que, fréquemment des organes intérieurs primitivement atteints, sont guéris par l'apparition à la surface du corps d'un eczéma, d'un psoriasis, et autres efflorescences cutanées. Il est même infiniment probable que, si cet effet régressif de la diathèse avait eu lieu chez le sujet de notre observation, nous aurions vu les poumons triompher, pour un temps du moins, de la dégénération du blastème organique.

Et d'ailleurs, de ce que ce jeune homme avait joui jusqu'alors d'une bonne santé, faudrait-il en conclure absolument que son organisation était exempte ou vierge de toute aptitude morbide ? Nous ne saurions l'admettre avec les antécédents héréditaires constatés.

En outre, personne n'ignore aujourd'hui qu'en naissant l'homme apporte des aptitudes physiques et intellectuelles dont le développement est plus ou moins précoce ou tardif, suivant les influences matérielles et morales auxquelles il est soumis dans le cours de son existence : « Nous avons en nous, disait Massillon, mille dispositions cachées, que nous ne connaissons pas, et qui n'attendent que l'occasion pour paraître. » Cette réflexion s'applique aussi bien au physique qu'au moral, aux maladies qu'aux dispositions intellectuelles. L'observation et l'expérience sont confirmatives à cet égard.

Enfin, le temps d'arrêt et la cessation même des accidents pulmonaires, ainsi que la santé florissante de M. X... pendant quatre années consécutives, sont une preuve incontestable de l'efficacité des eaux de Cauterets dans ces circonstances.

Quant au sujet de la 2ᵉ observation, si les accidents pulmonaires paraissent totalement effacés
depuis plus de trois ans, doit-on encore nier ici
l'action directe du vice herpétique? Pour nous la
relation est certaine, indiscutable. La persistance
de l'eczéma de la jambe vient corroborer notre
opinion. Les symptômes stéthoscopiques constatés
sous la clavicule justifient d'autre part les modifica-
tions pathologiques variées du principe diathésique
suivant la nature des tissus envahis. En effet, nous
avons, dans ce cas, toutes les données étiologiques
suffisantes sur la constitution herpétique et à la
fois arthritique du sujet; et, à ce propos, nous par-
tageons la même manière de voir que le célèbre
praticien des Eaux-Bonnes, le docteur Pidoux,
qui attribue à cette dernière diathèse une dégénération beaucoup plus fréquente qu'on ne le croit
généralement. « Le contingent que l'arthritisme,
dit l'éminent clinicien, que l'arthritisme goutteux
surtout, envoie à la phthisie, est nombreux, déplo-
rable. » Or, l'arthritisme et l'herpétisme sont
aujourd'hui des causes génériques de la phthisie
bien avérées et démontrées. Et, si la néoplasie du
poumon n'a pas dégénéré jusqu'au degré ultime,
on le doit peut-être à la simultanéité et à l'antago-
nisme de deux expressions morbides qui peuvent

se troubler mutuellement dans la marche naturelle de dégénérescence propre à chacune d'elles.

Mais que devons-nous augurer pour l'avenir de cette organisation en puissance de deux éléments diathésiques aussi graves et aussi caractérisés ? Sans doute , nous sommes loin de la vouer à une terminaison fatale et prochaine , d'autant que les processus histologiques ont acquis et acquièrent encore aujourd'hui une vitalité énergique, capable d'annihiler l'influence délétère des principes morbides et d'imprimer à la diathèse une marche régressive qui peut aller *à fortiori* jusques à la disparition radicale de l'économie. Mais, par cela même, nous sommes dans l'obligation de faire des efforts incessants pour produire organiquement et physiologiquement un remontement régulier, selon l'expression adoptée, des organes et des fonctions; de favoriser partout l'usure des principes nuisibles; de ruiner leur aptitude morbide par une bonne hygiène et un traitement général, principalement avec les eaux thermo-minérales appropriées. Et, si ce jeune homme , aujourd'hui bien portant en apparence, vient à ne pas tenir compte de nos avis, il n'est pas douteux qu'un jour, plus ou moins prochain, il sera victime de sa négligence.

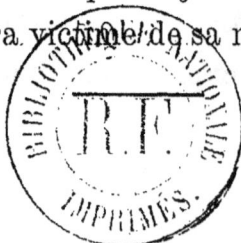

BIBLIOTHÈQUE NATIONALE
R. F.
IMPRIMÉS.

II.

**Considérations générales sur la Pathologie des Diathèses
et des Constitutions.**

Les réflexions dont nous avons fait suivre ces
deux observations nous ont suggéré des considérations d'une très-haute portée sur la pathogénie
d'une infinité d'accidents morbides. Et, bien que la
plupart des idées que nous allons retracer soient
généralement acceptées par le corps médical, on
ne saurait trop porter son attention sur un point
de doctrine d'un si grand intérêt pour l'humanité.

Il existe entre certaines altérations pulmonaires
et les affections cutanées, eczémateuses principalement, des effets métastatiques d'une grande importance, et dont les médecins les plus célèbres se
sont préoccupés depuis les temps les plus reculés.

En effet, les anciens avaient constaté, comme les
modernes, les migrations des maladies, leurs rap-

ports éloignés avec certains organes; mais, moins éclairés que nous dans les voies anatomiques du corps humain, privés des moyens d'analyse que le perfectionnement des sciences physiques et chimiques nous a fournies, ils étaient dans l'impossibilité de préciser les changements qui s'opéraient dans la texture de nos tissus; et, partant, d'apprécier les transformations, les métamorphoses et les substitutions des éléments organiques, ainsi que leur exacte corrélation avec les diverses parties de l'organisme.

Les lois et les opinions furent pendant des siècles un obstacle infranchissable au progrès de l'anatomie. Les nécropsies étaient proscrites et très-sévèrement punies. Doit-on s'en plaindre ou s'en féliciter, ainsi que l'ont dit d'éminents physiologistes? Toujours est-il que la physiologie y gagna, en attirant vers elle toutes les méditations des savants, et en provoquant les nombreux et ingénieux systèmes qui furent inventés alors pour expliquer les états morbides cachés dans la trame des organes, ainsi que la nature de leurs causes. Et, si les théories de l'Humorisme, du Solidisme, du Vitalisme avec leurs variantes donnèrent lieu à des exagérations de la pensée humaine, jusques à la confusion même, il faut bien le reconnaître,

elles servirent à fonder indirectement les princi-
paux dogmes de la doctrine physiologique mo-
derne par l'observation plus attentive de l'homme
malade.

Les pathologistes modernes, en pénétrant plus
avant que leurs devanciers dans la texture intime
de nos tissus, sont parvenus à mieux saisir, en
effet, les rapports des organes entre eux. « La
» peau n'est souvent altérée, disait Alibert, que
» parce qu'elle est en sympathie constante avec les
» symptômes intérieurs de notre organisme :
» *Qualis in corpore delitescit morbus, talis sæpe*
» *efflorescit : in hecticâ squalet, æstuat in febribus,*
» *flavescit in ictero, pallet in cachexiâ, tumet in*
» *hydrope, variis turpatur maculis in scorbuto,* etc.
» T. I. Av. Pr. »

Je ne saurais passer sous silence les lignes sui-
vantes du même auteur, car il me paraît viser des
faits entièrement analogues à ceux qui ont donné
lieu à cette relation, et qui font ressortir en même
temps la nécessité urgente d'une prophylaxie énergique dans ce genre d'affections : « Par un singu-
» lier contraste, beaucoup de personnes regardent
» les dartres comme des affections légères et de
» peu d'importance; elles vont même jusqu'à dire
» que, dans tous les cas, il faut redouter de les

» guérir, parce que leur développement est salu-
» taire à l'économie générale. Mais que penseraient
» ces personnes si elles voyaient comme nous
» plusieurs des individus qui en sont atteints,
» tomber et languir dans le marasme?... Si elles
» voyaient les forces du corps se pervertir succes-
» sivement, et l'accroissement de ce mal terrible
» préparer ainsi de loin la ruine entière des forces
» vitales!... J'ai observé certains sujets qui, dans
» une époque avancée de l'*infiltration dartreuse*,
» étaient pris d'une *toux suffocante*; qui expecto-
» raient un mucus épais dont l'odeur seule provo-
» quait la nausée. »

D'après ce passage de l'illustre dermatologiste
de Saint-Louis, il est impossible de méconnaître
les désastreux effets de la métastase d'une affection cutanée sur les organes pulmonaires.

Je n'ai pas à rechercher ici le mode suivant
lequel s'opèrent ces changements, les voies anatomiques suivies par le virus ou le ferment herpétique; pas plus que je n'ai la prétention d'établir
la sympathie qui lie souvent d'une manière étroite
le vaste réseau cutané à certains points de l'économie. Il me suffit, dans un travail de si courte
haleine, de constater simplement cette marche
occulte, mais certaine; cette relation sans preuves

anatomiques précises, mais évidente autant qu'indiscutable, pour l'admettre comme un principe sans conteste, dominant la pathogénie d'une infinité de maladies intérieures et extérieures. Je n'ai eu pour but, je le répète, que de porter l'attention sur ce point : c'est que beaucoup d'affections pulmonaires ont leur raison d'être dans une diathèse, apparente ou cachée, acquise ou héréditaire, qui peut, en dégénérant, engendrer, sous l'influence de causes délétères, régime insuffisant ou contraire à l'organisation propre, miasmes divers, air sec ou humide, froid ou chaud exclusivement, etc., un produit redoutable, *la cellule tuberculeuse,* en un mot, expression ultime de la substitution organique d'un élément normal primitivement, en un autre morbide à terminaison prochaine..

III.

Traitement préventif des Diathèses et Constitutions par les Eaux minérales et celles de Cauterets en particulier.

Personne ne conteste que les affections dartreuses proprement dites aient une grande ténacité, et
en même temps une grande mobilité par leurs effets
sur l'organisation de l'homme; aussi, je considère
comme un devoir pour le corps médical de lutter
avec opiniâtreté contre le préjugé qui tend à rassurer les herpétiques, en général, si légères que
soient les traces de leurs dispositions constitutionnelles. « Il suffit, disait encore Alibert, qu'il reste
» dans l'économie animale un atome de levain
» morbide, pour que l'affection puisse être repro-
» duite d'une manière inattendue, avec les mêmes

» symptômes, avec les mêmes dangers qu'aupara-
» vant. Les dartres, ajoute-t-il, sont comme des
» hydres essentiellement renaissantes; elles agis-
» sent quelquefois comme ces étincelles légères qui
» se convertissent en vastes incendies... Il importe
» de les combattre, même après la disparition des
» phénomènes extérieurs, comme on poursuit un
» ennemi redoutable longtemps après qu'il a pris la
» fuite, et dont on voudrait empêcher le retour. »

Mais, à raison même de la mobilité des maladies
de ce genre, il faut bien se garder de les traiter
énergiquement dans leurs phénomènes extérieurs.
Les moyens anodins les plus simples sont les meil-
leurs. Tout topique excitant peut aggraver l'état
local et refouler dans l'intérieur de l'organisme les
principes morbifiques par un effet de répercussion
mis hors de doute. Et, en agissant ainsi, on risque,
qu'on me passe cette comparaison vulgaire, d'en-
fermer le loup dans la bergerie. C'est aussi l'opinion du distingué et éminent médecin des Eaux-
Bonnes, le docteur Pidoux : « Les dartres, dit-il
» dans un opuscule remarquable, rendraient plus
» de services et feraient plus de bien que de mal si
» on pouvait s'en consoler et leur permettre de tenir
» la place d'affections plus graves. »

C'est clairement avouer que le traitement local

de la dartre doit être proscrit ou tout au moins très-insignifiant; et en même temps affirmer implicitement, que les maladies graves peuvent être dans ce cas la conséquence d'un traitement énergique.

Ce que nous venons de dire au sujet de cette diathèse s'applique également aux maladies capitales, l'arthritisme, la scrofule et la syphilis, dont les effets régressifs peuvent aboutir par dégénération aux maladies ultimes.

Les eaux sulfureuses sont généralement indiquées dans un grand nombre d'affections dartreuses, mais il s'en faut que l'on doive adresser un herpétique à la première station venue de ce genre. Sous ce point de vue, la clinique thermale, bien qu'imparfaite encore, a mis en lumière un bon nombre d'indications dont l'expérience a sanctionné la justesse.

Chaque station, en effet, peut prétendre à une supériorité, suivant la nature de l'élément morbide dominant; mais il faut aussi tenir le plus grand compte, pour le traitement, de l'âge, du tempérament, de la constitution, des habitudes du sujet, etc. C'est en raison de ces données que, selon nous, le médecin ordinaire du malade nous semble plus capable de choisir la station; mais aussi le médecin des eaux, plus familier avec leurs propriétés et leur action sur l'économie, peut revendiquer à bon droit le privilége du choix de la source, et surtout la réglementation des doses. Car il faut bien se pénétrer de ce fait, que les eaux minérales, les sulfureuses principalement, sont des médicaments à longue portée, c'est-à-dire que souvent elles agissent consécutivement, de façon à *travailler* l'organisation, pour ainsi dire, pendant plusieurs mois après la cessation de leur usage.

Le dosage doit être calculé sur le physiologisme et l'état pathologique du malade. Sans parler des buveurs d'eau à outrance (qu'on me passe l'expression), que le bon sens désapprouve, et qui le plus souvent font rire à leurs dépens, combien de malades, chaque année, viennent se plaindre, après quelques jours, de l'usage des eaux, de phénomènes insolites, d'éruptions nouvelles, de troubles digestifs, d'insomnie, de céphalée, de fièvre thermale enfin, avec aggravation des symptômes morbides existants, et tout cela, par suite d'un traitement irrationnel. Tous les ans, chaque médecin des eaux est appelé à constater les fâcheux résultats de ces infractions; bien heureux, quand il n'a pas à assister à un dénouement fatal! Est-ce que les sensations d'un malade sont suffisantes pour le guider dans une médication qui exige parfois toute la sagacité de de l'homme de l'art? Aurait-on la prétention subor-

donner les sciences physiologiques et pathologiques
à un simple tâtonnement basé sur des impressions
vagues ou des manifestations douteuses et le plus
souvent incomprises ? Ce serait évidemment absurde.

Les Eaux thermales sulfurées sodiques de Cauterets ont acquis aujourd'hui une renommée des
plus étendues et des mieux méritées contre les
affections des voies respiratoires : telles que
l'asthme, l'emphysème, les catarrhes, l'irritation
et la susceptibilité des voies aériennes, les lésions
du pharynx et du larynx, de l'estomac, les maladies de la peau à forme sécrétante, etc.... Or,
ces diverses affections sont ordinairement l'expression d'une diathèse. J'ai entendu plusieurs fois
l'éminent laryngoscopiste de Paris, le docteur
Fauvel, dire que la gorge (pharynx et larynx)
présentait très-fréquemment des signes diathésiques caractéristiques de la constitution du sujet.
On comprend, dès lors, comment nos eaux sont
si efficaces dans ces diverses circonstances, dans les
cas de lymphatisme surtout. Car l'action modificative et tonique des eaux de Cauterets se dénote
clairement dans les hypersécrétions franches des
muqueuses en général. Lorsque le système lym-
phatique prédomine, il y a accroissement de la
circulation capillaire blanche au détriment de celle

à sang rouge ; et, si l'équilibre s'établit sous l'influence du traitement hydro-minéral, ce ne peut être dû qu'au ralentissement de l'une et à une activité plus grande de l'autre. C'est là une spécificité d'action des plus remarquables et des mieux établies en faveur de nos eaux. Aussi, notre clinique thermale, sous ce rapport, s'enrichit extraordinairement chaque année de faits les plus concluants.

Il résulte, en somme, de ces considérations, qu'il importe de traiter sans retard, non-seulement les affections constitutionnelles confirmées par des phénomènes extérieurs, mais elles font clairement ressortir l'utilité des traitements préventifs chez les individus dont le tempérament et les forces physiques offrent une certaine langueur, une versatilité organique ou fonctionnelle qui n'est ni la santé, ni la maladie. Il faut se hâter de soumettre ces organisations en puissance d'un principe diathésique manifeste, et même d'une diathèse latente fondée simplement sur des antécédents héréditaires, à l'action modificative des Sources minérales bien connues, afin d'éviter les rétrocessions ou métastases et conjurer la dégénération des produits hétéromorphes.

En modifiant ainsi de bonne heure, dans l'enfance et l'adolescence, la vie végétative, c'est-à-dire la texture des éléments histologiques ; en leur restituant, par une alimentation réparatrice, toute l'énergie que comporte l'organisation propre de l'individu ; en stimulant et régularisant les grandes fonctions d'exhalation et des sécrétions ; en le soumettant à des exercices variés appropriés à ses forces, et au grand air; enfin, en organisant la diète respiratoire de la nuit par des moyens qui procurent un renouvellement insensible de l'air intérieur, dont l'altération progressive dans un appartement hermétiquement clos est, à mon avis, une des causes les plus aggravantes des maladies de poitrine, nul doute qu'on ne parvienne insensiblement à corriger les fâcheuses tendances du blastême organique, surtout à cette époque de la vie où les forces assimilatrices et désassimilatrices ont acquis leur plus grande activité.

Que de regrets et de deuils s'épargneraient les familles, dont les enfants sont toujours valétudinaires si, au lieu de les considérer comme fatalement prédestinés à une frêle santé, elles consultaient plus souvent le médecin sur leurs dispositions intérieures dont les eaux minérales, préventivement administrées, pourraient faire promptement justice !...

On le voit, cette question touche aux plus grands

intérêts des populations. Il est incontestable , en effet , que la dégradation ou l'abâtardissement d'une race peuvent être la conséquence de l'inobservation ou de l'incurie à l'endroit des causes et des aptitudes morbides générales qui minent sourdement l'humanité.

Aux gouvernements à en tenir compte en ce qui les concerne pour l'hygiène publique et privée.

Et ne vaut-il pas mieux, en définitive, prévenir le mal que le guérir?

Décembre 1878.

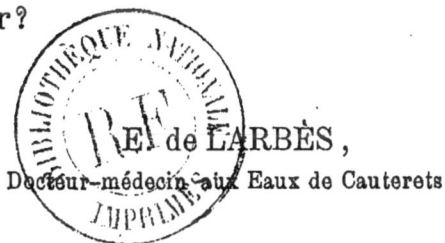

EL de LARBÈS ,

Docteur-médecin aux Eaux de Cauterets

Toulouse, imp. DOULADOURE.